AF499832

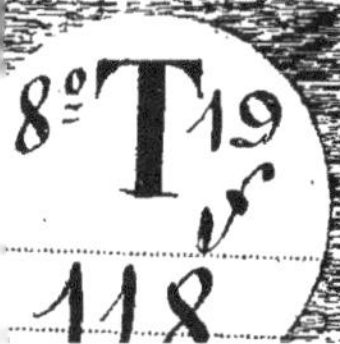
8° T 19
v
118

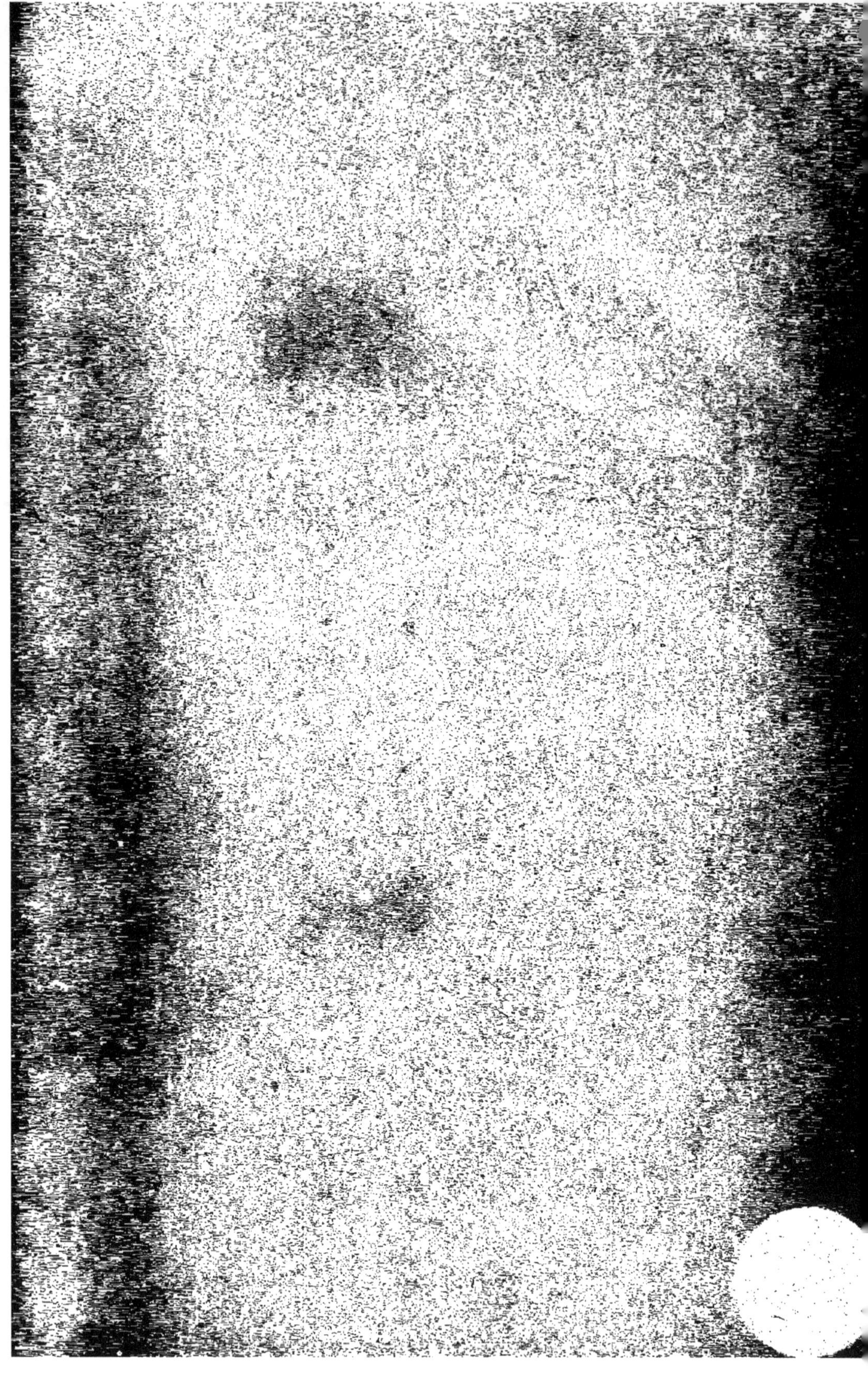

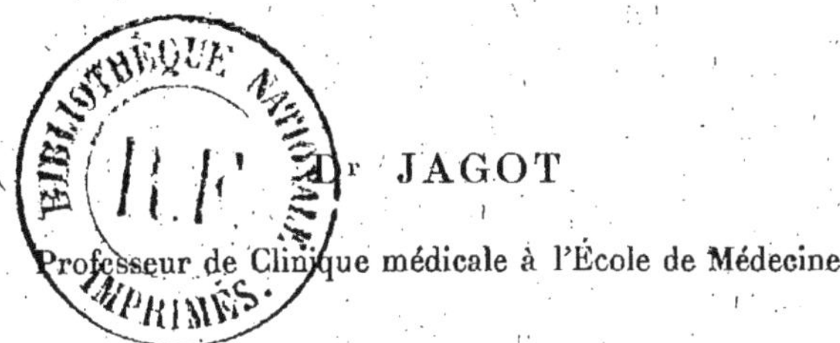


Dr JAGOT

Professeur de Clinique médicale à l'École de Médecine

---

# LE POISON DES BORGIA

# Le poison des Borgia

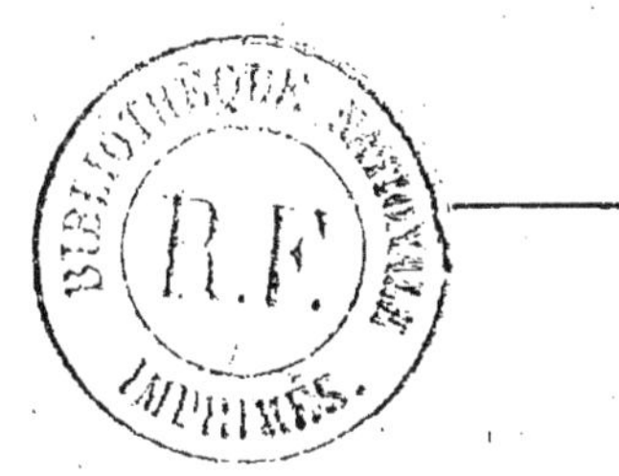

Au moment où la pièce de Victorien Sardou et le livre si documenté de M. Funck Brentano a ramené l'attention sur la Brinvilliers et les empoisonnements célèbres, il nous a paru intéressant de rappeler un article du Dictionnaire philosophique de Voltaire que nous n'avons vu cité nulle part.

Il contient pourtant des aphorismes qui devancent certainement les idées de l'époque.

N'est-il pas déjà très judicieux d'écrire ceci :

« Toute indigestion est un empoisonnement.

« Il n'y a point de médecine qui ne soit un poison quand « la dose est trop forte.

« Un bon cuisinier est à coup sûr, un empoisonneur, si « vous n'êtes pas tempérant. »

Pour en revenir à la question des poisons, Voltaire a écrit :

« La *cantarella*, dont on prétend que le pape Alexandre VI « et son bâtard, le duc de Borgia, fesaient un grand usage, « était, dit-on, la bave d'un cochon rendu enragé en le « suspendant par les pieds, la tête en bas et en le battant « longtemps jusqu'à la mort. C'était un poison aussi prompt

« et aussi violent que celui de la vipère. Un grand apothi-« caire m'assure que la Tophana, cette célèbre empoison-« neuse de Naples, se servait principalement de cette recette. « Peut-être tout cela n'est-il pas vrai. »

Et, en note, Voltaire ajoute : « Il est très vraisemblable « que c'est un conte populaire; il serait plus facile qu'on ne « croit de pénétrer ces prétendus secrets, mais ceux qui « savent quelque chose sur ces objets doivent avoir la « prudence de se taire. »

Peut-être n'est-ce pas autant un conte populaire que le pensait Voltaire et ce que nous savons aujourd'hui de la toxicité des urines et de la salive des animaux surmenés nous permet de supposer à priori que la salive d'un animal aussi vigoureux que le cochon, roué de coups, jusqu'à ce que mort s'ensuive, ce qui doit demander un certain temps, devait être, en effet, très toxique.

Il ne serait pas, nous semble-t-il, indigne de nos physiologistes de répéter l'expérience, soit sur un cochon, soit sur un animal fort et résistant, et de voir ce que donnerait ensuite la salive injectée à un autre animal.

D'ailleurs la toxicité de la salive des animaux surmenés était déjà connue des anciens. Galien dans le Livre X des *médicaments simples* signale les propriétés différentes de la salive selon qu'elle provient d'un homme rassasié ou affamé, inerte dans le premier cas, vénéneux dans le second. Il conte aussi l'histoire d'un enchanteur qui faisait périr un scorpion en répétant trois fois un enchantement et en crachant autant de fois sur la bête; Galien se serait assuré que l'enchantement était superflu.

D'autre part, le général baron Thiébault raconte dans ses mémoires que la recette de l'*acqua toffana* lui a été donnée, sous le sceau du secret, par un vieux médecin de Naples pendant la campagne d'Italie : « On fait avaler à un porc « une forte dose d'arsenic. Ensuite, à force de coups de fouet,

« on provoque chez l'animal une sorte de rage qui lui fait « rendre en mourant une écume sanguinolente. Cette écume « est l'*acqua toffana*[1]. »

Il faut reconnaître d'ailleurs que la présence de l'arsenic dans le poison de Borgia est acceptée par la plupart des auteurs. C'est ainsi que, d'après Garelli, médecin de l'empereur Charles VI, la préparation était des plus simples : on sacrifiait un porc, on saupoudrait d'acide arsénieux les organes abdominaux et on attendait que la putréfaction, retardée d'ailleurs par l'arsenic, fût complète. Il ne restait plus qu'à faire sécher la masse putréfiée ou à en recueillir les liquides[2].

D'ailleurs les Borgia paraissent avoir eu deux poisons, le poison lent, *Venenum attemperatum ou atterminatum* et l'autre rapide. Le premier serait, d'après Flandin, de l'acide arsénieux peu soluble et le second une de ces préparations solubles d'arsenic dont les effets sont pour ainsi dire instantanés. Les Drs Cabanès et Nass, à qui nous empruntons ces renseignements, exposent dans une charmante anecdote que Blaze de Bury a conté qu'il s'en était fallu de peu qu'il apprit la terrible recette.

La question qui se pose est donc de savoir si l'arsenic jouait un rôle dans le poison des Borgia, si c'était une combinaison de l'arsenic avec les alcaloïdes de la putréfaction, ou si ces alcaloïdes, obtenus de la façon que nous avons rappelée, entraient seuls en jeu.

Nos physiologistes pourraient nous éclairer à ce sujet.

Une autre question se pose. Pourquoi ce nom de *cantarella* donné à ce poison. Plusieurs explications viennent à l'esprit.

[1] *La Médecine dans l'Art*, nov. 1908.

[2] Docteurs Cabanès et L. Nass. *Poisons et sortilèges*, t. I.

Ce mot peut venir de *cantharellus*, mot latin qui signifie petite coupe, venant lui-même du grec κανθαρος, espèce de vase à boire. N'est-ce point parce que le poison des Borgia, qui a plus d'une fois été servi à la fin d'un banquet, était versé dans les petites coupes dans lesquelles il est d'usage de déguster les vins fins et les liqueurs précieuses. Ce mot *cantharellus*, petite coupe, a donné d'ailleurs le nom à une espèce de champignons, la chanterelle ou cantarelle (*agaricus cantharellus* de Linné) qui affecte la forme d'une petite coupe.

Si cette dénomination n'était d'ailleurs très postérieure à la cantarelle des Borgia, il suffirait de dire, pour écarter tout rapprochement, qu'aucune variété de cette espèce n'est sans doute vénéneuse.

On peut aussi penser que le mot de *cantarelle*, nom d'un poison, vient peut-être du grec κανθαρις. Les anciens considéraient en effet la cantharide ou les divers insectes qu'ils appelaient ainsi, non comme un aphrodisiaque, mais comme un poison très violent et très rapidement meurtrier.

Dioscoride, qui décrit assez longuement les effets de l'empoisonnement par les cantharides, dysurie, hématurie, etc., ne signale pas l'excitation érotique, non plus que Pline.

Les cantharides paraissent avoir été très usitées comme poison mortel. Ovide dit : *Cantharidum succos, dante parente, bibas*. Cicéron (Epist. ad famil. 9, 21) rapporte qu'un certain C. Carbo, accusé par L. Crassus, se serait suicidé en prenant des cantharides. Au dire de Pline (XXIX, 30), on aurait reproché à Caton d'Utique de s'être fait marchand de poison, parce que dans la vente à l'encan des biens d'un roi de Chypre il aurait adjugé des cantharides pour une somme considérable.

Enfin, le mot cantarelle ou cantarella se trouve dans le dictionnaire italien de la Crusca où il désigne un insecte extrêmement venimeux.

Nous ne saurions, non plus, admettre l'ingénieuse explication donnée dans leur livre par les docteurs Cabanès et Nass. Ils disent ceci : « C'était pour avoir leurs biens que les Borgia faisaient tant de victimes. Ils battaient monnaie au moyen du poison. L'expression *faire chanter* ne seraitelle pas une expression nouvelle de la langue populaire : « *E bene trovato, ma non è vero.* »

Voilà donc deux questions posées, une pour les physiologistes et une pour les philologues. Nous souhaitons qu'il se trouve parmi nos lecteurs des savants et des linguistes qui les résolvent d'une façon définitive.



---

Angers, imp. G. Grassin. — 607-9

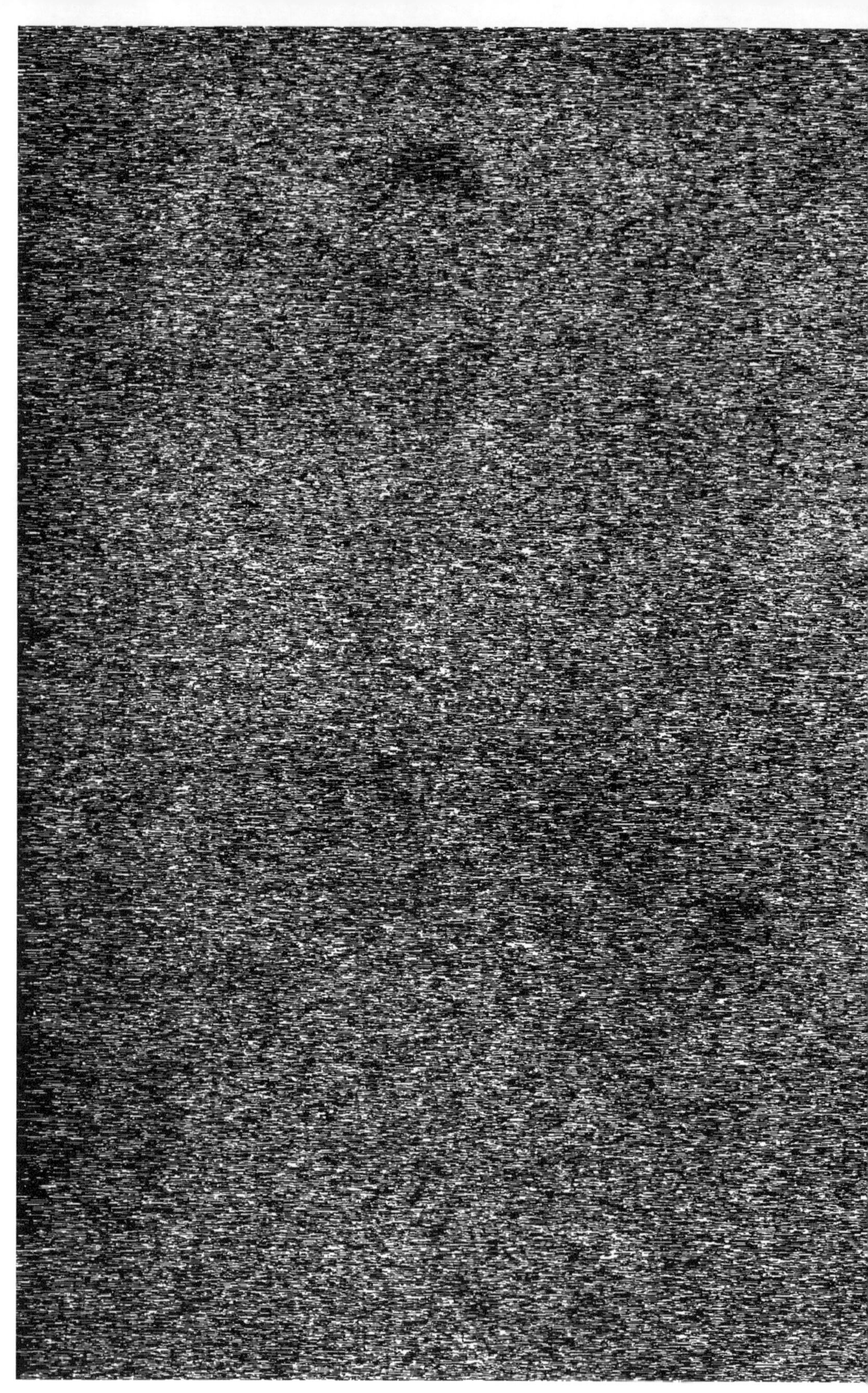

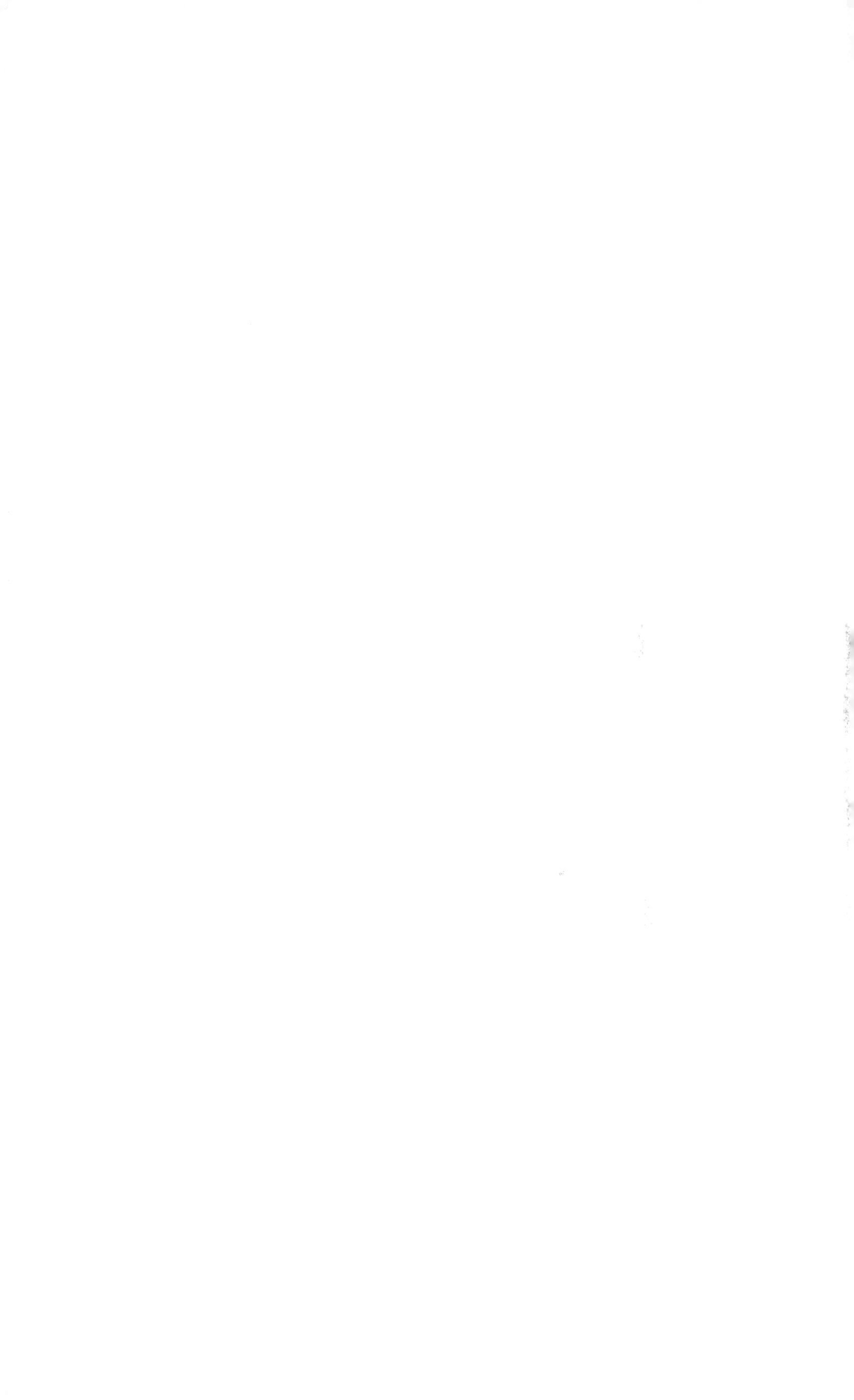

www.ingramcontent.com/pod-product-compliance
Ingram Content Group UK Ltd.
Pitfield, Milton Keynes, MK11 3LW, UK
UKHW012312240726
13966UKWH00005B/1835